MÉMOIRE

SUR

UN VEAU MONSTRUEUX

DU GENRE DÉRODYME

MÉMOIRE

SUR

UN VEAU MONSTRUEUX

DU GENRE DÉRODYME

PAR

M. ARM. GOUBAUX

Professeur d'anatomie à l'Ecole nationale vétérinaire d'Alfort

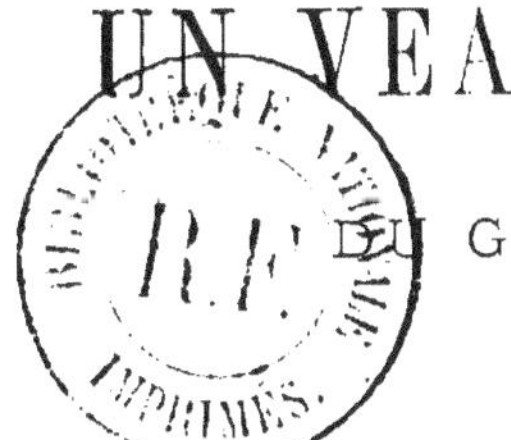

Extrait des Archives de Tocologie)

ANNÉE 1878

PARIS

V. ADRIEN DELAHAYE ET Cⁱᴱ, LIBRAIRES-EDITEURS

PLACE DE L'ÉCOLE-DE-MÉDECINE

1878

MÉMOIRE SUR UN VEAU MONSTRUEUX

DU GENRE DÉRODYME

Un veau monstrueux, né le 8 janvier 1876, à Bourgueil (Indre-et-Loire), m'a été adressé à l'Ecole par l'un de mes anciens élèves, M. Bonnard.

Ce veau a été recueilli par les soins de M. Foucher, vétérinaire.

J'écrivis à mon honorable confrère dans le but d'avoir quelques renseignements, et bien qu'ils ne soient pas de nature à jeter aucun jour sur le développement de ce sujet monstrueux, je crois devoir les reproduire ici :

1° Le taureau, père du sujet monstrueux, avait environ deux ans et demi.

2° La vache, mère du sujet monstrueux, avait environ trois ans. Elle portait pour la seconde fois.

3° Le taureau et la vache étaient de la race choletaise bâtarde ;

4° On ne sait pas si le taureau avait déjà donné des produits monstrueux, mais il est probable qu'il n'en avait pas donné, car le fait de la naissance de ces produits fait toujours assez de bruit dans le pays où on le remarque.

5° Pendant la gestation, on n'a rien observé que de très-ordinaire. La vache n'a pas été le sujet de la moindre indisposition.

6° La parturition a été des plus laborieuses. M. Foucher, vétérinaire, croyait à la présence de deux veaux dans la matrice.

Malgré de nombreux efforts, la parturition ne put avoir lieu. Il fut décidé que la vache serait abattue pour que le prix de sa viande pût indemniser le propriétaire de sa perte.

7º Au moment des efforts pour la parturition, le sujet monstrueux était *vivant*.

8º La vache était bien à terme.

J'ai étudié cette monstruosité avec soin, et je vais rendre compte de mes observations dans le mémoire suivant :

Diagnose. — Conformation extérieure du sujet.

Veau mâle, à deux têtes, d'un développement général remarquable. Les deux têtes, sensiblement de mêmes dimensions, se séparent l'une de l'autre vers la partie moyenne du cou.

Par l'exploration, on reconnaît qu'il y a deux colonnes vertébrales distinctes, qui ne se réunissent que vers la partie postérieure de la région lombaire. Entre les apophyses épineuses des premières vertèbres dorsales, on sent, sur l'axe d'union, une pièce résistante, aplatie, dont nous rechercherons plus tard et la nature et l'interprétation.

Il y a quatre membres seulement : deux antérieurs et deux postérieurs.

J'ajoute pour terminer qu'il n'y a qu'une queue et qu'un anus.

Tout paraît du reste bien conformé. Il n'y a pas de fissure palatine, ni dans la tête du côté gauche, ni dans celle du côté droit.

D'après tous ces caractères, il est évident que le sujet monstrueux appartient aux monstres doubles sysomiens et au genre dérodyme, de a classification d'Isidore Geoffroy Saint-Hilaire.

Je passe tout de suite à la description anatomique de ce monstre.

ANATOMIE.

Squelette.

Pour exposer tous les détails relatifs au squelette de ce sujet monstrueux, je suivrai l'ordre qu'on suit ordinairement dans l'étude du squelette normal, c'est-à-dire que j'examinerai succesivement : 1º le tronc, et 2º les membres.

1º TRONC.

Il est en partie double, ainsi qu'on le verra dans la description suivante :

A. — *Tête.*

Il y a deux têtes. Les os n'offrent rien de particulier, mais il est à noter que chacune des têtes décrit dans sa généralité une courbure dont la concavité est dirigée vers l'axe commun aux deux individus composants.

Il y a aussi deux hyoïdes, qui ne présentent rien de notable.

B. — *Colonne vertébrale.*

(a) *Il y a deux régions cervicales* parfaitement distinctes l'une de l'autre dans toute leur longueur. Elles sont divergentes en haut et en avant : l'une à gauche, et l'autre à droite.

(b) *Région dorsale.* Comme la précédente, cette région est tout à fait double, l'une appartient au sujet du côté gauche, et l'autre au sujet du droit.

Par la partie inférieure de leur corps, les vertèbres dorsales de la région du côté droit ne sont séparées de la partie correspondante des vertèbres dorsales du sujet du côté gauche que par un sillon profond, mais peu large.

Pour chacune des régions dorsales, le corps des vertèbres paraît incliné de dehors en dedans vers l'axe commun. En effet, on verra tout à l'heure que, si les corps des vertèbres sont rapprochés, les apophyses épineuses sont au contraire très-écartées les unes des autres : celles du côté gauche de celles du côté droit.

Le grand axe de ces deux régions n'est pas rectiligne comme à l'ordinaire, mais il décrit dans son ensemble une courbure dont la concavité regarde à droite, et qui paraît d'autant plus forte qu'on regarde l'ensemble de la région dorso-lombaire, car elle est plus prononcée dans la région lombaire que dans la région dorsale.

Les apophyses épineuses des vertèbres dorsales de chaque sujet sont fortement obliques de dedans en dehors, relativement à l'axe commun. Il en résulte qu'elles limitent, à droite et à gauche, un large espace angulaire dont le sinus est antérieur et le sommet postérieur.

Entre les vertèbres dorsales du sujet du côté gauche et celles du sujet du côté droit se trouvent, sur l'axe d'union, les côtes correspondantes de chacun des sujets.

(c) *Région lombaire.* — Comme les régions antérieures du rachis elle est double et se compose de six vertèbres pour chacun des individus composants.

Ces deux régions lombaires sont aussi, comme les vertèbres dorsales, divergentes en avant et convergentes en arrière.

Entre les apophyses épineuses des vertèbres lombaires du sujet gauche et celles du sujet droit, on trouve un espace angulaire sur le milieu duquel on voit s'opérer la jonction des apophyses transverses droites du sujet gauche et de celles du côté gauche pour le sujet droit. Il est à noter que ces dernières sont moins fortes que celles du sujet gauche, sans doute à cause de la courbure que décrit l'ensemble des régions dorsale et lombaire, courbure dont la concavité est tournée à droite.

Comme dans les vertèbres dorsales, les apophyses épineuses sont obliques de dedans en dehors, relativement à l'axe commun. Enfin, les apophyses transverses du côté gauche du sujet gauche sont normales, tandis que celles du côté droit du sujet droit sont assez irrégulières dans leur développement et dans leur direction.

Vers la cinquième vertèbre lombaire, la séparation des deux individus composants disparaît, et tout revient à l'unité jusqu'à la partie postérieure du rachis. Cependant, quand on regarde la face inférieure de la région, on trouve que si les corps des vertèbres sont bien distincts en avant, ils se confondent en arrière. En effet, les corps des trois premières vertèbres lombaires sont distincts, mais la fusion des corps devient de plus en plus complète dans les 4°, 5° et 6°.

(d) *Région sacrée.* — Il n'y a qu'un sacrum, et par conséquent cet os unique prouve que tout est revenu à l'unité dans la partie postérieure du tronc.

(e) *Région coccygienne.* — La région coccygienne est aussi impaire.

2° THORAX.

Il y a un seul thorax, et il ne faut pas perdre de vue que les côtes gauches appartiennent au sujet du côté gauche, tandis que les côtes droites appartiennent au sujet du côté droit.

Elles sont au nombre de treize de chaque côté (nombre ordinaire chez les animaux de cette espèce), et elles s'articulent par l'intermédiaire de leurs prolongements, directement ou indirectement, avec un sternum unique.

Indépendamment des côtes dont il vient d'être question, et qui composent essentiellement un thorax unique, il faut mentionner cependant que les côtes droites du sujet gauche et les côtes gauches du sujet droit se font aussi remarquer, mais elles sont avortées, en quelque sorte, car elles ont beaucoup moins de développement que celles qui ont été signalées plus haut.

Ces côtes, qui regardent l'axe commun des deux sujets composants, sont généralement courtes et plus ou moins arquées suivant leur situation dans la région. Il est évident qne ces côtes se sont soudées les unes aux autres : celles du sujet gauche à celles du sujet droit. Il en résulte que, suivant le degré de leur courbure, ces côtes forment tantôt une sorte de trait d'union, tantôt une sorte d'accent circonflexe entre les régions dorsales des deux individus.

Entre ces côtes se trouvent des espaces intercostaux qui étaient occupés par de la graisse. Ce sont là les seules particularités qu'il y ait à noter, car on voit très-nettement les surfaces articulaires (têtes et tubérosités) de leur extrémité supérieure, comme dans les conditions ordinaires.

Le *sternum* est simple ou unique. Le prolongement abdominal a sa forme normale.

3° MEMBRES.

Il y a quatre membres : deux antérieurs et deux postérieurs. Ces membres n'ont rien présenté de particulier à noter. Cependant il faut ici faire quelques remarques, qui sont importantes.

(a) *Membres antérieurs.* — Il y a deux membres antérieurs qui ont acquis tout leur développement ou qui sont complets, mais il est évident maintenant, après ce qui a été exposé à l'occasion du rachis ou de la colonne vertébrale, que ces membres antérieurs appartiennent aux deux individus composants, c'est-à-dire que le membre antérieur gauche appartient au sujet gauche, et que le membre antérieur droit appartient au sujet droit.

Que sont devenus les deux autres membres antérieurs? Celui du côté droit du sujet gauche et celui du côté gauche du sujet droit? On aurait pu croire que ces membres n'étaient absolument pas réprésentés. Cependant, la dissection a fait reconnaître dans l'espace angulaire ouvert en avant et situé entre les deux régions dorsales, entre les apophyses épineuses formant la base de la région du garrot de chacun des sujets, une petite plaque, qui avait environ 3 centimètres de diamètre, de forme à peu près carrée, qui était placée sur l'axe commun et don nait attache à plusieurs muscles. Nous aurons l'occasion de revenir sur cette petite plaque, de nature cartilagineuse, quand nous parlerons des muscles de la région spinale, mais nous pouvons dire tout de suite que sa présence en cet endroit peut être interprétée dans le sens de la fusion du cartilage de prolongement des deux omoplates. Ce sont du reste les seules parties qui représentent les membres antérieurs du côté de l'axe de la fusion.

(b) *Membres postérieurs.* — Ici la disposition est tout à fait simple : il n'y a que deux membres : l'un du côté gauche et l'autre du côté droit, car, ainsi quil a été dit plus haut, tout est revenu à l'unité dans la partie postérieure du tronc.

Myographie.

Dans la région du cou, j'ai rencontré pour chacun des sujets, en disséquant la région *cervicale inférieure* :

2 muscles sterno-maxillaires,
2 muscles sterno-thyroïdiens,
2 muscles sterno-hyoïdiens,
2 muscles trachélo-hyoïdiens, etc.; en un mot, tous les muscles étaient doubles sur la face antérieure de chacune des trachées, car il y avait deux trachées, ainsi qu'on le verra plus loin.

Il reste à noter en particulier que, indépendamment des deux muscles mastoïdo-huméral (le gauche du sujet gauche et le droit du sujet droit), il y en avait deux autres qui se réunissaient et se confondaient par leur extrémité postérieure sur l'axe de fusion (celui du côté droit du sujet gauche et celui du côté gauche du sujet droit).

Les autres muscles n'ont rien présenté de particulier; ils étaient tous doubles dans chacun des sujets.

Région spinale. — Les muscles de ces régions (à gauche pour le sujet gauche et à droite pour le sujet droit) n'ont rien offert de remarquable, mais il est un point qui doit être exposé avec quelques détails.

Entre les deux garrots, sur l'axe de fusion, à l'endroit où il a été dit qu'il existait une plaque cartilagineuse, j'ai remarqué d'abord que les trapèzes cervical et dorsal se réunissaient par leurs bords correspondants; de plus que cette plaque cartilagineuse donnait attache, à la fois, au releveur propre de l'épaule et au rhomboïde des deux sujets.

Quant aux muscles spinaux situés plus profondément, ils m'ont paru s'opposer les uns aux autres sur l'axe de fusion.

Région pectorale. — Elle n'a offert aucune particularité, ni du côté gauche, ni du côté droit. Cela se conçoit, du reste, puisque le sternum était simple, et qu'il y avait deux membres antérieurs.

Région abdominale. — Rien de notable. Un seul ombilic.

Région diaphragmatique. — Le diaphragme avait sa forme normale. Son centre aponévrotique était traversé par une seule veine cave postérieure. Enfin, son pilier droit était percé de deux ouvertures, séparées l'une de l'autre par une sorte de bride ou de faisceau musculaire. Chacune de ces ouvertures donnait passage à un œsophage.

Région sous-lombaire. — Les muscles de cette région sont doubles. Ceux du côté gauche appartiennent au sujet gauche, et ceux du côté droit au sujet droit. Les deux régions concentriques n'existent pas.

SPLANCHNOGRAPHIE.

Appareil respiratoire.

Comme on a dû le pressentir, d'après la description du squelette, l'appareil respiratoire est double aussi pour un certain nombre de ses organes. Ainsi, il y a :

Deux cavités nasales, dans chaque tête;

Deux larynx;

Deux trachées.

Dans l'intérieur de la cavité thoracique, chacune des trachées se divisait comme à l'ordinaire en deux bronches; et, pour chacun des sujets composants, les bronches les plus excentriques (la gauche pour le sujet gauche et la droite pour le sujet droit) étaient plus volumineuses que les bronches concentriques, répondant à l'axe de fusion (c'est-à-dire la bronche droite du sujet gauche et la gauche du sujet droit).

Avant d'examiner le poumon, il faut dire quelques mots de la cavité thoracique.

Pour ouvrir la cavité thoracique, j'ai détaché le muscle diaphragme au niveau de sa portion charnue périphérique, et j'ai vu nettement que, en arrière du cœur, il y avait deux médiastins postérieurs qui divisaient, dans cette région, la cavité thoracique en trois compartiments :

1° Celui du côté gauche contenait le lobe gauche du poumon du sujet gauche ;

2° Celui du côté droit contenait le lobe droit du poumon du sujet droit ;

3° Enfin, le compartiment médian contenait deux lobes pulmonaires, beaucoup moins volumineux que les précédents. Ces lobes étaient le droit du sujet gauche et le gauche du sujet droit.

Ces poumons n'avaient pas respiré. Cependant il y avait un peu d'air dans les lobes excentriques. Peut-être avait-on essayé l'insufflation.

Pour faciliter l'étude anatomique, je continuerai l'indication des organes que renferme la cavité thoracique.

Il y a deux œsophages. Chacun d'eux passe à la surface interne des deux lobes pulmonaires de chacun des sujets, comme dans les conditions ordinaires.

Il y a deux thymus : un pour le sujet gauche et un pour le sujet droit. Chacun de ces thymus se prolonge en avant de la cavité thoracique, à la face inférieure et sur chacune des parties latérales de la trachée correspondante.

Appareil digestif.

Tous les organes composant la portion de cet appareil située en avant du diaphragme sont doubles. Il serait inutile par conséquent d'entrer dans tous les détails que comporterait la description de tous ces organes, mais un point sur lequel il est nécessaire d'insister c'est que les deux œsophages restent distincts dans toute leur longueur, passent cependant tous les deux dans l'épaisseur du pilier droit du diaphragme, mais dans des ouvertures distinctes, et vont ainsi se terminer isolément à la partie antérieure du rumen ou du premier compartiment de l'estomac. Ces diverses particularités doivent être examinées en particulier.

Les estomacs sont bien conformés. La seule particularité à noter, c'est que le rumen reçoit, à sa partie antérieure, la terminaison des

deux œsophages isolément. L'un, celui du sujet gauche, se termine,
comme à l'ordinaire à gauche, et à l'origine de la gouttière œsopha-
gienne; l'autre, celui du sujet droit, se termine un peu à droite du
précédent, en avant de la lèvre antérieure de la gouttière œsopha-
gienne, et très-près de son origine.

L'intestin ne présente rien de particulier : il est simple, et ses dimensions, ainsi qu'on va le voir, sont celles d'un individu normal, de
même taille et de même âge.

Longueur des intestins :

Intestin grêle.	13^m,850.
Cœcum	0, 210.
Côlon, jusqu'à l'anus. . .	2. 100.
Longueur totale. .	16^m,160.

Le foie, le pancréas et la rate n'ont offert rien de notable sous les
rapports de leur situation, de leur forme et de leur volume, mais le
foie présentait une anomalie dans son appareil excréteur. En effet, il
y avait deux vésicules biliaires parfaitement distinctes l'une de l'autre,
mais qui toutes les deux étaient en communication avec le même canal
cystique (1).

Il y a une seule veine porte. Elle suit la région lombaire du sujet
droit, car elle est à droite de l'axe de fusion.

Appareil urinaire.

L'appareil urinaire a été examiné et n'a présenté aucune particularité. Cependant, il importe de dire qu'il y avait deux reins seulement :
l'un pour le sujet gauche, et l'autre pour le sujet droit. Il y avait aussi
deux uretères et une vessie unique, comme à l'ordinaire.

Le paroi abdominale inférieure était traversée, dans son anneau
ombilical, par deux artères ombilicales et par une veine ombilicale.
Ces vaisseaux n'ont rien présenté de particulier.

---

(1) C'est là certainement une anomalie qui devait être signalée, mais elle
n'a pas de rapport avec la monstruosité elle-même, car j'en ai vu plusieurs
exemples dans la vache, le cochon et le dindon; en définitive, chez des
animaux bien conformés.

Appareil génital.

L'appareil génital était normal. Les deux testicules étaient dans les bourses.

Appareil de la circulation.

1º *Le cœur.* — Il est volumineux et est contenu dans un péricarde dont la disposition est normale. Il présente une particularité remarquable, c'est que le ventricule droit ou antérieur est beaucoup plus développé sous tous les rapports que celui du côté gauche. C'est lui (le droit) qui forme le sommet ou la pointe du cœur, et c'est le gauche qui présente les caractères ordinaires du ventricule droit relativement à l'étendue dans le sens vertical. Quoi qu'il en soit, il n'y a rien d'anormal ni dans les valvules des orifices artériels ni dans les orifices auriculo-ventriculaires.

Les oreillettes sont normales. Il en est de même du trou de Botal.

2º *Vaisseaux artériels.* — Le tronc aortique donne naissance à une aorte antérieure qui se divise bientôt en troncs brachiaux, et c'est chacun de ces troncs qui fournit les artères carotides primitives de chacun des sujets composants.

L'aorte postérieure est placée entre les deux colonnes vertébrales, et elle s'étend en arrière jusque près de l'articulation lombo-sacrée.

3º *Veines.* — Dans la cavité abdominale, j'ai reconnu qu'il existe une seule veine porte, et une seule veine cave postérieure.

Outre la veine jugulaire gauche du sujet gauche et la veine jugulaire droite du sujet droit, on trouve sur la face concentrique de chacun des cous une autre veine jugulaire. Ces deux dernières se réunissent en un tronc commun, sur la ligne médiane. Ces quatre veines jugulaires vont se dégorger à l'origine de la veine cave antérieure.

Appareil de l'innervation.

Mes dissections ont été incomplètes sous ce rapport, parce que je tenais à conserver le squelette de ce monstre. Cependant, j'ai vu, dans chacun des cous, deux nerfs pneumo-gastriques et deux cordons du

grand sympathique, mais je n'ai pas vu comment ces nerfs se com-
portaient après leur entrée dans la poitrine.

Je dois borner ici ce mémoire, car aucune observation n'a pu être
faite sur le sujet monstrueux en ce qui concerne la physiologie.

Enfin, j'ajoute, quoique cela soit parfaitement inutile, qu'un individu monstrueux appartenant au genre dérodyme ne peut pas être
ramené au type normal par une opération chirurgicale : les détails
anatomiques qui ont été exposés le prouvent.

Alfort, le 16 septembre 1878.

www.ingramcontent.com/pod-product-compliance
Lightning Source LLC
LaVergne TN
LVHW010923180726
843502LV00010B/4268